RECHERCHES ET EXPÉRIENCES

SUR LES

EFFETS DE L'ACÉTATE

DE MORPHINE,

PAR MM.

DEGUISE FILS,

D. M. P., CHIRURGIEN EN CHEF DE LA MAISON ROYALE DE CHARENTON,

DUPUY,

PROFESSEUR A L'ÉCOLE ROYALE VÉTÉRINAIRE D'ALFORT, MEMBRE TITULAIRE
DE L'ACADÉMIE ROYALE DE MÉDECINE,

ET LEURET,

INTERNE EN CHIRURGIE A LA MAISON ROYALE DE CHARENTON.

A PARIS,

CHEZ CREVOT, LIBRAIRE ÉDITEUR,

RUE DE L'ÉCOLE DE MÉDECINE, N. 3,

PRÈS CELLE DE LA HARPE.

1824.

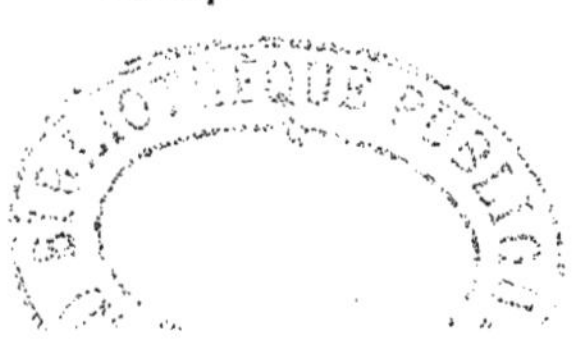

RECHERCHES ET EXPÉRIENCES

SUR

L'ACÉTATE DE MORPHINE.

IMPRIMERIE DE LACHEVARDIERE FILS,

SUCCESSEUR DE CELLOT,

rue du Colombier, n. 3o.

AVANT-PROPOS.

Dans un premier mémoire que nous avons publié sur l'action de l'ACÉTATE DE MORPHINE, nous avons annoncé que nous continuerions nos expériences, afin de donner à un sujet aussi important tout le développement qu'il mérite. C'est la série de ces expériences que nous offrons aujourd'hui au public; elle contient l'histoire de l'empoisonnement, les moyens de le reconnaître, ainsi que des recherches sur la cause des symptômes qui le caractérisent.

Nous nous proposons d'examiner incessamment les différents moyens indiqués jusqu'à ce jour comme curatifs de l'em-

poisonnement par les substances narcotiques, et nous en ferons l'application à
celui que produit l'acétate de morphine.
Si nous obtenons quelques résultats cu-
rieux, nous nous empresserons de les
faire connaître.

RECHERCHES ET EXPÉRIENCES

SUR LES

EFFETS DE L'ACÉTATE
DE MORPHINE.

———

Depuis long-temps on a senti l'importance des recherches entreprises pour constater la présence des poisons introduits dans l'économie animale; mais la chimie ancienne, basée sur un petit nombre de faits, embarrassée par de vaines hypothèses, et souvent dirigée vers un but imaginaire, ne pouvait fournir au médecin que des données bien insuffisantes. C'est aux travaux et aux brillantes découvertes des modernes que cette science doit le degré d'exactitude auquel elle est parvenue; c'est depuis peu de temps que, par des analyses rigoureuses, on a pu découvrir jusqu'à la millième partie d'un grain d'une substance vénéneuse mêlée à des liquides, à des solides, ou même combinée avec nos propres tissus. Les corps tirés du règne minéral ont surtout fixé l'attention des toxicologistes, et c'est particulièrement à eux que ceci est applicable. Il n'en est pas de même des poisons végétaux ; la plupart d'entre eux , connus seulement depuis quelques années , n'ont pas encore été étudiés avec tout le soin nécessaire dans leurs rapports avec la médecine légale; il y en a même plusieurs avec lesquels on n'a tenté jusqu'ici aucune expérience.

Une grande lacune reste donc à remplir. Sans nous dissimuler l'extrême difficulté qu'il y a de le faire, et surtout le désavantage d'entrer dans une carrière parcourue avec tant de succès par des hommes justement célèbres , tels que MM. Chaussier , Orfila, Marc , Fodéré, etc. , nous avons cependant tenté l'entreprise , et nous avons cherché à résoudre l'importante question de savoir si l'acétate de morphine introduit dans le tube digestif pouvait être retrouvé, ou, en d'autres termes , s'il était possible de reconnaître l'empoisonnement produit par l'acétate de morphine. Conduits et soutenus dans nos recherches par le désir d'être utiles à l'humanité, nous avons pensé que toute considération particulière devait céder à un aussi puissant motif, et que le public , nous sachant gré de l'intention , jugerait nos efforts avec plus d'indulgence.

Nous avons été secondés par M. Lassaigne ,

dont le zèle pour tout ce qui tient à l'avancement de la science est digne des plus grands éloges : il s'est chargé de l'examen de l'urine, du sang, des matières vomies et des parties du tube digestif dans lesquelles nous avions introduit le poison. Ses analyses, qu'il a faites en notre présence, forment sans contredit un travail absolument neuf, et qui ne sera pas consulté sans fruit.

Après avoir terminé ce qui avait rapport à l'empoisonnement, nous avons pratiqué plusieurs expériences dans le but de déterminer le mode d'action de l'acétate de morphine sur les différents tissus, et notamment sur le système nerveux. Les résultats que nous avons obtenus n'ont pas été constamment les mêmes ; ils ont varié suivant des circonstances qu'il ne nous a pas toujours été possible d'apprécier. Tels qu'ils sont, ils nous ont cependant paru mériter quelque intérêt ; car, s'ils ne prouvent pas une théorie, ils suffiront pour rendre extrêmement circonspects ceux qui seraient tentés d'en adopter.

Les chiens et les chats étant les animaux que nous avons pu nous procurer le moins difficilement, ce sont eux que nous avons choisis ; il faut, pour les faire périr, des doses très élevées de poison, ce qui fera peut-être penser à quelques personnes que les expériences tentées sur eux ne sont pas applicables à l'homme, puisqu'un quart de grain d'acétate de morphine suffit pour le faire dormir, tandis que cent grains de cet acétate, administrés à un chien bien portant, ont déterminé des symptômes graves à la vérité, mais qui n'ont pas été suivis de la mort. Cette objection serait juste, si nous prétendions que l'on peut prédire d'une manière rigoureuse ce qui arrivera dans l'homme par ce que nous avons observé sur les animaux: mais il n'en est pas ainsi; et, tout en reconnaissant que la plus grande analogie doit exister entre les symptômes et l'état des tissus considérés dans l'un et l'autre cas, nous avouons que des observations prises sur l'homme lui-même pourront seules faire admettre des conclusions définitives. Puissent ces conclusions rester toujours incertaines, si leur complément ne peut être opéré que par des malheurs aussi déplorables que ceux dont nous venons d'être les témoins !

PREMIÈRE PARTIE.

DE L'EMPOISONNEMENT PAR L'ACÉTATE DE MORPHINE, ET DES MOYENS A L'AIDE DESQUELS ON PEUT LE RECONNAÎTRE.

PREMIÈRE EXPÉRIENCE. Nous injectons cinq grains d'acétate de morphine dissous dans une once d'eau distillée, jusque dans l'estomac d'un gros chat qui n'avait pas mangé depuis la veille. Au bout de *deux minutes*, il paraît éprouver un malaise général, puis la pupille se dilate, il survient des tremblements et de légers mouvements convulsifs dans tout le corps, et il y a un peu d'écume à la bouche. *Quinze minutes :* état de torpeur, la dilatation de la pupille augmente, les battements du cœur sont précipités, frémissants, ceux des artères irréguliers et souvent insensibles ; le tremblement continue. *Trente minutes :* le cœur bat un peu moins vite ; l'animal paraît plus éveillé. *Quarante minutes :* les membres postérieurs sont agités de mouvements convulsifs assez fréquents. *Une heure :* les contractions deviennent générales, elles ressemblent beaucoup à celles que l'on remarque dans le tétanos ou l'empoisonnement par la strychnine ;

les battements du cœur sont moins fréquents, mais très secs. *Une heure quarante-cinq minutes :* les convulsions sont moins fortes, les pupilles susceptibles de contraction ; grande faiblesse des membres postérieurs. *Six heures :* les convulsions reparaissent avec une nouvelle intensité, mais elles diminuent bientôt, et l'animal, à force de se débattre, parvient à détacher le lien qu'on lui avait mis à la pate et s'enfuit. Nous ne l'avons retrouvé qu'au bout de deux jours; il était entièrement rétabli.

Ces symptômes sont bien évidemment le résultat de l'introduction dans l'estomac de cinq grains d'acétate de morphine; nous les verrons se répéter en plus ou moins grand nombre, s'accompagner de quelques autres, et plusieurs d'entre eux présenter des variations extrêmes.

Nous devons prévenir que, pour opérer la solution complète du poison dans l'eau distillée, nous avons ordinairement ajouté du vinaigre ou de l'acide acétique, mais ces dissolvants étaient toujours en si petite quantité que l'on peut sans inconvénient négliger leur effet sur l'économie (1).

---

(1) Plusieurs fois nous avons goûté la liqueur, elle ne nous a pas paru d'une amertume insupportable.

DEUXIÈME EXPÉRIENCE. Nous prenons un chien encore à la mamelle, et nous lui injectons, comme dans le cas précédent, cinq grains d'acétate de morphine. Presque aussitôt il est pris de tremblements dans tout le corps, et il vomit à peu près autant de liquide qu'on lui en a injecté ; le vomissement continue pendant quelques minutes, ensuite la respiration est entrecoupée ; il y a un peu de somnolence, et après environ quinze battements du cœur, il en manque un. Le tremblement persiste, et l'animal se plaint encore pendant cinq à six heures, puis il ne paraît plus malade. On le rend à sa mère, et il tette comme auparavant.

Nous avons ici un phénomène qui se représentera encore plusieurs fois, et auquel le petit chien doit, selon toute apparence, la conservation de sa vie : c'est le vomissement, en vertu duquel la presque totalité du poison a été expulsée. Nous rechercherons plus tard à quelle cause il peut être attribué, ainsi que l'intermittence dans les battements du cœur.

TROISIÈME EXPÉRIENCE. Nous injectons dans l'œsophage d'un chien de moyenne taille, âgé de quatre mois, douze grains d'acétate de morphine, dissous dans une once d'eau. L'animal en rejette aussitôt une demi-cuillerée environ. Après

cinq minutes, les battements du cœur et des artères sont très fréquents ; il survient un vomissement de matières écumeuses, dont le volume
est égal à celui de trois onces d'eau environ : les
matières sont recueillies avec soin pour être ana-
lysées. *Huit minutes:* pupilles dilatées, vue faible,
assoupissement, excrétions de matières fécales.
Vingt-deux minutes : l'animal a des soubresauts
quand on s'approche de lui ; il ne voit pas. *Trente
minutes:* il dort profondément, son cœur bat
avec moins de fréquence. *Quarante minutes :* il se
plaint et bientôt après se lève pour aller se cou-
cher ailleurs ; il a une selle liquide verdâtre. *Une
heure vingt minutes :* plaintes continuelles, faiblesse des membres postérieurs ; la vue revient
un peu ; les battements du cœur et des artères
sont dans l'état naturel ; frayeur au moindre
bruit. *Une heure quarante-cinq minutes :* grande
agitation, respiration entrecoupée, battements du
cœur assez forts. *Quatre heures :* assoupissement
de courte durée. *Cinq heures :* l'agitation repa-
raît ; le chien ne péut rester un instant à la même
place, il se plaint continuellement ; le pouls est
irrégulier. Pendant sept à huit heures il y a encore des intervalles d'agitation et d'assoupissement, puis enfin la santé paraît être revenue.

Le produit du vomissement était liquide , inco-

lore, inodore, légèrement visqueux, moussant
fortement par l'agitation ; son volume, ainsi que
nous l'avons déjà dit, était égal à celui de trois
onces d'eau environ ; il tenait en suspension
plusieurs poils agglomérés, qu'on en a séparés
par la filtration. Soumis à l'évaporation dans une
capsule de porcelaine, ce liquide a donné une
petite quantité d'un extrait jaunâtre, d'une odeur
de jus de viande, d'une saveur amère et qui rou-
gissait le papier de tournesol. On a traité cet
extrait par l'alcool à 36° bouillant, qui l'a divisé
en deux parties, l'une floconneuse, insoluble,
formée de mucus animal et de gélatine, l'autre
soluble dans ce liquide et qui a été obtenue par
son évaporation.

L'extrait alcoolique, redissous dans une petite
quantité d'eau, a abandonné des flocons jaunâtres de matière grasse; en exposant ensuite à une
évaporation lente toute la solution aqueuse, il s'y
est formé des cristaux prismatiques, jaunâtres,
divergents, qu'on a reconnus pour de l'acétate de
morphine aux caractères suivants : 1° ils avaient
une saveur amère ; 2° leur solution dans l'eau
était précipitée en flocons blancs par l'ammonia-
que ; 3° traités par l'acide sulfurique, ils ont dé-
gagé une odeur de vinaigre ; 4° dissous dans l'a-
cide nitrique faible, celui-ci n'a pas tardé à se

colorer en jaune, qui s'est foncé jusqu'à l'orangé
et a manifesté ensuite une couleur jaune rougeâtre de sang. La quantité de ce sel extraite des
matières du vomissement était de trois grains.
La liqueur d'où cet acétate avait été séparé par
cristallisation démontrait encore par l'acide nitrique, qui s'est coloré en jaune orangé, l'exi-
stence d'une petite quantité de ce sel, mais il
était embarrassé dans une matière animale analogue à l'osmazome; il n'a pu en être isolé.
D'après l'intensité de la couleur qui est résultée
du mélange de cette liqueur avec l'acide nitrique,
on a pu évaluer à un demi-grain la quantité de
l'acétate de morphine non cristallisable.

Bien que nous ne pussions douter de la présence de l'acétate de morphine dans la matière
vomie, cependant nous avons voulu nous en assurer par l'analyse; d'ailleurs nous avions besoin
de savoir quelle quantité en avait été rejetée, afin
d'en faire la déduction, et nous avons rapporté
ici le procédé à l'aide duquel on était parvenu à le
découvrir, parceque c'est le même qui a servi, à
quelques modifications près, pour les autres expériences.

Outre les symptômes de narcotisme, nous
avons observé dans cette expérience des vomissements et des selles; nous aurons plus tard la

preuve que ces évacuations ne sont pas produites par une modification du tube digestif semblable à celle que détermine la présence des substances irritantes.

QUATRIÈME EXPÉRIENCE. Nous injectons trente grains d'acétate de morphine dans l'œsophage d'un chien de chasse âgé de trois mois ; il a bientôt des tremblements généraux, il secoue la tête, les battements du cœur deviennent grands, accélérés, puis frémissants. Au bout de *cinq minutes*, ils survient des nausées ; l'animal se plaint et se couche sur le ventre, sans pouvoir se tenir sur ses pates quand on le relève. La pupille n'offre pas de dilatation bien sensible. *Huit minutes* : les plaintes augmentent, grande frayeur. *Dix minutes* : battements du cœur et des artères, fréquents et serrés ; la température du corps s'élève un peu ; assoupissement. L'état est le même pendant quatre heures : le corps se refroidit beaucoup, les battements du cœur et des artères sont irréguliers et concentrés, la respiration entrecoupée par des soupirs. Peu à peu les symptômes diminuent, et le lendemain il ne reste plus que quelques intermittences dans le pouls.

Un phénomène singulier, et en même temps bien digne de remarque, c'est l'élévation, puis l'abaissement de température qui se sont manifestés successivement : nous aurons plusieurs exemples semblables dans le cours de ce mémoire. Quant à la force, la fréquence et l'irrégularité des battements du cœur après l'injection, nous sommes persuadés qu'ils ne tiennent pas à la contrainte momentanée dans laquelle se sont trouvés les animaux; car la grandeur et la fréquence ne se sont manifestées le plus ordinairement que quelques minutes après l'administration de l'acétate, lorsque tous les liens des pates et des mâchoires étaient enlevés; de plus, l'intermittence n'a jamais été observée qu'à cette époque, et ces symptômes existaient encore pendant plusieurs heures, quelques uns même pendant un, deux et trois jours. Ces faits sont absolument contradictoires à l'opinion émise récemment à l'académie royale de médecine, par M. Bally, qui pense que l'opium et ses préparations épargnent les organes thoraciques, en agissant spécialement sur le ventre et la tête.

CINQUIÈME EXPÉRIENCE. Nous administrons, de la même manière que dans les cas précédents, un gros d'acétate de morphine à un chien griffon âgé de deux ans et de taille moyenne. *Cinq minutes* après, les battements du cœur sont vibrants, le pouls est faible, la pupille dilatée, l'animal vomit une quantité de liquide écumeux égale en

volume à celle qui lui a été injectée. *Dix minutes :*
battements du cœur serrés , faiblesse du train de
derrière et assoupissement interrompu par le plus
léger bruit ; gémissements ; les piqûres ne paraissent pas occasioner de douleur. Cet état dure
environ deux heures, après lesquelles le chien se
lève et se promène en traînant un peu les membres postérieurs ; les battements du cœur deviennent plus grands, ainsi que ceux des artères. *Cinq
heures :* quelques plaintes ; la température du
corps, qui n'avait pas augmenté d'une manière
sensible , est un peu diminuée ; les battements
du cœur sont grands, forts , vibrants. Le lendemain , il ne reste qu'un peu de faiblesse dans le
train de derrière. La pupille a été dilatée pendant presque tout le temps de l'expérience.

L'insensibilité aux piqûres et même aux incisions est une des suites assez ordinaires de l'empoisonnement par l'acétate de morphine, comme
nous en serons convaincus par un certain nombre
de nos expériences suivantes ; mais ce n'est
pas un signe constant ; il nous a même paru que
plusieurs animaux étaient plus sensibles lorsqu'ils se trouvaient sous l'influence du poison. Il
en est de même de la vue et de l'ouïe ; chez les
uns , la cécité était complète , chez d'autres la
vue n'était que diminuée ; enfin il y en a qui l'ont

conservée entière. L'ouïe a paru être quelquefois plus impressionnable ; car les animaux, effrayés par le moindre bruit, cherchaient à fuir.

La faiblesse, et dans certains cas la paralysie des membres postérieurs, a presque toujours été un symptôme immédiat. Résulte-t-il de la diminution de l'énergie du système nerveux, et les parties les plus éloignées du centre de ce système sont-elles par cela même privées plus tôt de son influence ? c'est une conjecture qui nous paraît assez vraisemblable.

SIXIÈME EXPÉRIENCE. Nous injectons dans le l'œsophage d'un gros chien de basse-cour, âgé de quatre à cinq ans, cent grains d'acétate de morphine, dissous dans une once d'eau distillée. *Deux minutes :* frémissement dans tous les membres, mouvement de mastication, battements de cœur grands et fréquents, pouls serré, pupille dilatée mais encore contractile. *Quatre minutes :* l'animal paraît étourdi, ses membres postérieurs s'affaiblissent, quelques bâillements, de temps en temps les battements du cœur tardent un peu à se faire sentir. *Six minutes :* somnolence ; les intermittentes du pouls sont plus marquées et plus fréquentes, les battements du cœur sont moins grands ; l'animal respire en bâillant. *Dix minutes :* il manque jusqu'à trois pulsations de suite, la vue et l'ouïe se conservent; sortie de vents puis de matières excrémentitielles par l'anus; état de torpeur. *Quinze minutes:* respiration faible et haletante, langue pendante, pupille dans l'état naturel, assoupissement qui devient de plus en plus profond, et dure environ deux heures: les battements du cœur sont rares, ils présentent des intermittences complètes à des intervalles assez rapprochés; le sang coule par des incisions pratiquées en différents endroits, et notamment à l'oreille, mais l'animal ne paraît ressentir aucune douleur. *Deux heures quinze minutes:* quelques plaintes, respiration suspirieuse, faiblesse du train de derrière; les intermittences du pouls ont cessé. *Cinq heures:* état d'apathie, température du corps un peu diminuée, battements de cœur grands, rares et secs. *Sept heures:* un peu d'assoupissement; la pupille reste toujours dans l'état naturel.

Ces derniers symptômes durent encore trois jours, pendant lesquels le chien ne veut ni boire ni manger, après quoi le rétablissement se fait peu à peu.

Notre but, en donnant les cent grains d'acétate de morphine, était de savoir quelle quantité de ce poison serait nécessaire pour faire périr ce chien, et nous pensions que cette quantité serait plus que suffisante; mais nous étions dans l'erreur, et, comme on vient de le voir, tous les symptômes étaient dissipés au bout de trois jours.

Une chose bien digne de fixer l'attention, c'est que la dilatation de la pupille n'a eu lieu qu'au commencement de l'expérience, et que, même pendant la somnolence, cette ouverture était dans l'état naturel; quant à la température du corps, elle a baissé lorsque la respiration et la circulation sont devenues plus lentes. Nous verrons ce phénomène d'une manière encore plus marquée chez des animaux qui, pendant un quart d'heure et plus avant leur mort, étaient aussi froids que les corps environnants.

SEPTIÈME EXPÉRIENCE. Nous injectons dans l'œsophage d'un chat de taille moyenne, dix grains d'acétate de morphine, dissous dans une once de véhicule. *Deux minutes :* la gueule est remplie d'une bave écumeuse très blanche, les battements de cœur sont très forts et tumultueux. *Cinq minutes :* les pupilles se contractent fortement et à de courts intervalles. *Dix minutes :* quelques mouvements spasmodiques dans les membres. *Quinze minutes :* grande frayeur au moindre bruit. *Vingt minutes :* mouvements de mastication, bave abondante, soubresauts dans le membre thoracique gauche : la respiration fait entendre le bruit qui est particulier aux chats quand ils éprouvent de la satisfaction. *Trente minutes* : les pupilles sont dilatées, mais contractiles. *Quarante minutes* : tremblements généraux, quelques mouvements convulsifs dans le membre thoracique droit. *Une heure :* l'animal se couche et cherche à reposer la tête, mais chaque fois qu'elle va toucher le sol, il la relève brusquement : les paupières se ferment, les battements du cœur sont assez forts et irréguliers. *Une heure trente minutes* : deux selles abondantes, liquides, d'une fétidité insupportable. *Une heure cinquante-cinq minutes* : bâillements, les battements du cœur sont assez forts, mais n'ont pas de fréquence, ceux des artères sont concentrés.

Désirant prendre, pour ainsi dire, la nature sur le fait, afin de reconnaître la cause des symptômes dont nous ne pouvions nous rendre compte, nous convenons de faire périr l'animal ; en conséquence, nous pratiquons une incision transversale à l'endroit où nous sentions les pulsations de l'artère crurale droite ; il ne s'écoule pas une seule goutte de sang, et le chat s'aperçoit peu de cette opération. Étonnés de l'absence d'une hémorrhagie, nous amputons la cuisse et nous n'obtenons rien. Nous voulons ouvrir les carotides , et nous ne sommes sûrs d'avoir atteint notre but qu'au moment où le bistouri est arrêté par la colonne vertébrale : il ne sort de la plaie qu'une quantité de sang égale en volume à trois onces d'eau , très épais, n'ayant pas la couleur du sang artériel , et se desséchant tout de suite dans le plat qui le contenait.

Nous avons fait cette dernière opération après nous être assurés , non seulement que l'animal vivait encore , mais qu'il était dans le même état qu'avant la première. Toutes les parties du cadavre, examinées avec le plus grand soin, ne nous offrent aucune altération ; seulement les méninges sont un peu gorgées de sang.

Le mélange de la bave qui s'était écoulée pendant le premier temps de l'expérience, avec l'acide nitrique, était d'un jaune un peu rouge ; celui qui résultait de la seconde bave avec le même acide était très légèrement jaune. De la salive humaine soumise à la même analyse a donné un résultat tout-à-fait semblable à ce dernier.

On n'a pu reconnaître aucune trace d'acétate de morphine dans le sang ni dans l'intestin grêle de ce chat; l'estomac en contenait bien visiblement.

Un des premiers signes qui se soient manifestés, c'est une salivation abondante, dont la matière contenait dans le principe de l'acétate de morphine, sans doute parcequ'une petite partie de cette substance était restée dans la gueule lors du vomissement. Est-ce à la saveur de l'acétate que la salivation peut être attribuée? Nous ne le pensons pas, car ce poison a toujours été injecté à l'aide d'une sonde introduite dans l'œsophage; et d'ailleurs la sécrétion de la salive a souvent eu lieu dans le cours de nos expériences, pendant les incisions qu'elles ont quelquefois nécessitées, et alors elle ne pouvait être que l'effet de la fureur : de plus, si quelquefois elle est survenue immédiatement après l'ingestion du poison, nous l'avons vue aussi ne paraître que quelques heures après, et sans qu'il soit survenu de vomissements ni de régurgitations; enfin plusieurs animaux sur le cerveau desquels nous avons mis de l'acétate de morphine ont aussi présenté le même symptôme. Nous sommes donc portés à le regarder comme la suite d'une plus grande activité transmise par les nerfs aux organes salivaires, sans prétendre expliquer cette espèce de prédilection.

Une circonstance bien singulière, et que nous n'avons eu l'occasion d'observer que cette fois, c'est la promptitude avec laquelle le chat relevait la tête lorsque, paraissant accablé de sommeil, il essayait de la reposer. Nous avouons qu'il nous est impossible de donner aucune explication de ce fait, qui ne saurait être comparé qu'à la vitesse que l'on met à se retirer quand, avec le doigt, on touche une bouteille de Leyde chargée de fluide électrique. Si on prenait la tête de l'animal dans la main, la première impression passée, il ne paraissait plus éprouver rien de particulier.

L'épaississement du sang ne tenait pas à la présence de l'acétate de morphine, que l'on pourrait supposer avoir été porté dans ce liquide par la voie de l'absorption, car nous ne l'avons pas remarqué dans les cas où nous avons injecté cette substance dans les veines : il était dû, selon toute apparence, à la torpeur générale et à l'embarras de la circulation que devait amener la diminution de l'influence nerveuse. Cependant nous devons dire que, le plus souvent, nous avons trouvé le sang aussi liquide que de coutume pendant la première période de l'empoisonnement, et qu'après la mort il n'était presque jamais coagulé dans le cœur ni dans les gros vaisseaux. Ce dernier résultat est tout-à-fait conforme à ce qui a été observé jusqu'ici dans l'empoisonnement par l'opium.

HUITIÈME EXPÉRIENCE. Nous injectons dans l'œsophage d'un chat âgé de deux à trois mois cinq grains d'acétate de morphine ; il en rejette aussitôt une très petite partie. *Deux minutes :* léger tremblement universel, qui devient bientôt plus fort dans le train de derrière. *Quatre minutes :* bave abondante, hébétude, battements du cœur grands et lents. *Huit minutes :* la température du corps augmente ; la pupille, exposée à la lumière, se contracte lentement. *Quinze minutes :* le tremblement a cessé, les battements du cœur ont de la fréquence, l'animal s'agite, il veut courir ; ses membres postérieurs sont faibles ; il voit peu, va se heurter contre les murs ; il pousse quelques cris. *Trente minutes :* respiration oppressée ; il s'exhale de tout le corps une odeur désagréable, et il s'écoule de l'urine qui paraît sentir encore plus mauvais que de coutume. *Quarante minutes :* respiration pénible, entrecoupée, haletante ; le cœur bat faiblement ; la peau a sa température ordinaire ; la pupille reste dilatée ; assoupissement ; quand on relève l'animal, il se met à sauter et à courir ; le train de derrière n'est plus aussi faible. *Cinquante minutes :* l'assoupissement augmente ; nous pratiquons de profondes incisions dans différentes parties du corps, sans déterminer aucun signe de douleur. *Cinquante-cinq minutes :* le chat se lève subitement, il va se reposer et se plaindre dans un autre endroit ; son cœur bat très vite ; l'assoupissement recommence. Alors nous pratiquons au col une incision transversale, pendant laquelle l'animal cherche à peine à se débattre. Il s'écoule par les carotides environ une once de sang, qui se caille bientôt, et sur lequel, au bout de quelques heures, il s'élève de la sérosité ; ce sang n'a offert à l'analyse aucune trace d'acétate de morphine. L'estomac contient environ un gros d'un liquide muqueux, d'une odeur légèrement acide, et qui, traité de la même manière que la matière vomie par le chien qui fait le sujet de la troisième expérience, a démontré la présence du poison d'une manière évidente. La membrane muqueuse de l'estomac est un peu rouge dans un point très circonscrit, vers le pylore ; il n'y a rien de remarquable dans les intestins ; le cœur contient encore un peu de sang ; les poumons sont dans l'état naturel ; le cerveau, le cervelet, la moelle alongée et la moelle épinière, loin d'être plus colorés que dans les cas ordinaires, paraissent un peu pâles ; il en est de même des membranes qui enveloppent ces parties.

La décoloration légère des organes encéphaliques pouvait tenir à la manière dont l'animal avait péri , aussi nous n'en tirerons aucune conclusion. Quant à la rougeur de l'estomac , elle était si légère que nous pensons qu'elle doit être entièrement négligée : il n'est pas rare en effet d'en voir d'une manière bien plus marquée chez les animaux qui , immédiatement avant qu'on ne les tuât , jouissaient de tous les attributs d'une santé parfaite. Ces deux dernières expériences ne peuvent en aucune manière nous servir à expliquer les symptômes de l'empoisonnement ; nous avons cru néanmoins devoir les rapporter , parcequ'elles apprennent que , même pendant le narcotisme , nous n'avons pas trouvé d'altération organique appréciable , car on ne saurait donner ce nom à une injection légère de l'arachnoïde. Peut-être pourrait-on faire une exception pour ce qui regarde le cerveau et ses membranes , à cause de la manière dont les animaux ont péri ; mais nous allons voir par les expériences suivantes que ceux qui sont morts par la seule influence de l'acétate de morphine n'ont pas présenté des traces de congestion.

NEUVIÈME EXPÉRIENCE. Nous administrons à un chat du même âge que le précédent six grains d'acétate de morphine : aussitôt il est pris d'un tremblement léger , mais général ; le cœur bat

plus vite et ne tarde pas à devenir intermittent
Six minutes: assoupissement. *Dix minutes:* alter-
natives d'agitation et de somnolence ; la pupille
est très dilatée ; le train de derrière est faible.
Quinze minutes : les battements du cœur sont
moins forts. *Trente minutes:* le corps se refroidit.
Une heure: agitation, frayeur au moindre bruit;
pouls fort et fréquent. *Trois heures :* contractions
subites et générales , revenant par secousses
extrêmement violentes; les poils se hérissent ,
il s'écoule de l'urine : cet accès dure environ
deux minutes, après lesquelles l'animal se trouve
dans le même état qu'auparavant., seulement sa
respiration est pénible et bruyante. Pendant les
deux jours qui suivent, perte de l'appétit, quelques envies de vomir, froid général, pouls faible.
Mort soixante heures après l'ingestion du poison.

A l'examen du cadavre, nous trouvons toute
la longueur du tube digestif dans l'état naturel;
seulement vers la fin de l'intestin grêle , on remarque sur la membrane muqueuse quelques
vaisseaux sanguins et un peu de rougeur. Ces
parties, à l'exception du colon, qui contenait
quelques excréments, sont mises dans l'eau distillée, bouillies et filtrées : on analyse le liquide
comme il a été dit précédemment, et on n'y
trouve aucune trace d'acétate de morphine. Le

cœur et les gros vaisseaux contiennent un peu de sang liquide. Les vaisseaux de l'arachnoïde cérébrale sont un peu injectés ; tous les autres organes sont parfaitement sains.

DIXIÈME EXPÉRIENCE. Nous faisons prendre à un chien jeune et de petite taille quatorze grains d'acétate de morphine : presque aussitôt il a la gueule pleine de bave et il exécute des mouvements de mastication. *Quatre minutes :* quelques plaintes ; les battements de cœur sont fréquents ; la température de la peau augmente. *Six minutes :* il y a quelques intermittences dans le pouls ; l'animal paraît comme étourdi, il se couche. *Dix minutes :* si on le relève, il ne peut se soutenir sur ses membres postérieurs. *Quinze minutes :* la bave coule toujours, les intermittences sont plus longues et plus fréquentes, les battements du cœur se ralentissent. *Vingt minutes :* quelques soupirs, la température du corps est revenue à son type naturel. *Vingt-cinq minutes :* accablement, somnolence, la paraplégie est complète. *Trente-cinq minutes :* pouls très intermittent et irrégulier, gémissements, salivation, pupille dans l'état naturel, respiration lente. Le chien se refroidit beaucoup, le pouls devient plus faible et plus irrégulier, la respiration est pénible et lente, la pupille se dilate ; il y a insensibilité complète ; l'animal pousse quelques gémissements, il a de temps en temps des mouvements d'extension des membres; enfin il meurt au bout de dix heures.

La bave qui s'est écoulée d'abord était un peu écumeuse, ensuite elle est devenue tout-à-fait semblable à de l'albumine ; son poids était d'environ six onces ; elle ne contenait pas d'acétate de morphine. L'animal ouvert immédiatement après sa mort, nous trouvons dans les gros vaisseaux et le cœur huit onces de sang liquide, dont la température est à peine au-dessus de celle des corps extérieurs. Ce sang et les intestins n'ont offert aucune trace de poison. Le résultat, de l'analyse de l'estomac est un liquide légèrement jaunâtre, dont la coloration est tout-à-fait insuffisante pour faire prononcer qu'il y a de la morphine. Tous les organes sont dans l'état naturel ; il n'y a nulle part de traces de congestion ni d'inflammation.

L'injection légère de l'arachnoïde, observée dans l'expérience qui précède celle-ci, n'explique en aucune manière les symptômes qui se sont manifestés, et ce n'est pas à elle que l'on peut attribuer la mort de l'animal. En effet, cette injection est loin d'être un phénomène constant, et elle ne pourrait indiquer qu'une arachnoïdite

commençante. Or , ce n'est pas à son début que
cette maladie est mortelle, lors même qu'elle est à
l'état aigu ; les signes qui la font reconnaître sont,
des tremblements, l'agitation , le délire et même
la fureur ; la température du corps est presque
constamment au-dessus de son type naturel ;
le pouls est fort , fréquent , et sans intermittence : tout indique une exaltation extrême des
forces vitales. Dans l'empoisonnement par l'acétate de morphine , au contraire, et particulièrement s'il doit produire la mort, on remarque
d'abord le trouble, puis la faiblesse, l'inertie du
système nerveux ; la sensibilité est généralement diminuée, quelquefois même anéantie ; les
fonctions des sens ne se font qu'imparfaitement ;
les membres fléchissent ou sont totalement para-
lysés ; l'action du cœur, après s'être un moment
exaltée , se ralentit ; les contractions de cet organe sont intermittentes, rares ; la respiration
devient lente, suspirieuse : tout le corps se refroidit, et la mort survient. On dirait que la
cause qui soutient l'activité de tous les organes,
l'innervation, après un trouble et une réaction
plus ou moins marquée, finit par diminuer progressivement dans chacun d'eux, jusqu'à ce
qu'elle cesse entièrement.

Nous devons avouer cependant que cette mar-

che n'est pas toujours uniforme; quelques animaux sont morts lorsque les forces vitales paraissaient jouir encore d'une grande énergie, comme
le prouvent les deux expériences suivantes, dans
lesquelles la vie a cessé au milieu de violentes
convulsions. Mais l'intensité même de ces convulsions n'aurait-elle pas déterminé l'asphyxie,
et arrêté ainsi la marche des symptômes? c'est
ce qui acquerra un nouveau degré de probabilité
quand nous aurons rapporté les cas dans lesquels nous avons appliqué l'acétate de morphine
immédiatement sur le cerveau.

On pourrait peut-être attribuer quelques uns
des symptômes de l'empoisonnement qui nous
occupe à une congestion ou un épanchement
dans l'encéphale ; mais l'examen des cadavres
ne nous ayant pas fait connaître l'une ou l'autre
de ces causes, nous ne pouvons les admettre.

ONZIÈME EXPÉRIENCE. Nous injectons dans l'œ-
sophage et le rectum d'un gros chat une dissolution de quinze grains d'acétate de morphine ;
mais comme il est extrêmement difficile de contenir cet animal, à cause de sa grande vigueur,
il en rejette au moins la moitié. *Cinq minutes :*
quelques contractions subites, qui deviennent
bientôt plus fortes et plus fréquentes ; le cœur
bat avec force et vitesse. *Trente minutes :* la pu-

pille est très dilatée. *Quarante-cinq minutes :*
les convulsions sont d'une violence extrême, et
suivies d'une grande faiblesse dans les membres.
Soixante minutes : les convulsions continuent ;
la faiblesse que· l'on remarque pendant les intervalles est plus grande dans les membres postérieurs. Les convulsions reviennent encore de
temps en temps, et l'animal meurt dans une
dernière attaque, environ trois heures après
l'administration du poison.

Le cadavre examiné vingt-quatre heures
après la mort, nous trouvons tous les organes sains, seulement les cavités droites du
cœur et les veines qui s'y rendent sont remplies
d'un sang noir et liquide. L'estomac, contenant
quelques mucosités grisâtres, a donné à l'analyse une matière jaunâtre, semblable pour la
consistance à du mucus desséché, qui s'est légèrement colorée en jaune par l'acide nitrique. Le
gros intestin n'a rien offert de particulier.

DOUZIÈME EXPÉRIENCE. Nous injectons cinq
grains d'acétate de morphine, dissous comme
pour les expériences précédentes, dans l'estomac d'un jeune chat. *Cinq minutes :* l'animal
fait quelques contorsions et pousse des cris.
Quinze minutes : la pupille est un peu dilatée,
les mouvements sont très faibles, ceux des

membres postérieurs sont presque impossibles.
Trente minutes : agitation, plaintes, le cœur
bat avec force et vitesse. *Une heure* : quelques
mouvements convulsifs; la respiration fait entendre le bruit particulier dont nous avons déjà
parlé. *Une heure quinze minutes* : quelques sauts
à droite et à gauche; faiblesse dans les membres postérieurs; frayeur au moindre bruit. *Une
heure trente minutes* : l'animal paraît entièrement rétabli, mais au bout de deux heures il
survient de violentes convulsions pendant lesquelles il périt.

L'ouverture du cadavre est faite, comme dans
le cas précédent, vingt-quatre heures après la
mort. Tous les organes sont examinés avec le
plus grand soin, et nous ne reconnaissons aucune altération; seulement le système veineux
est gorgé d'un sang noir et liquide.

L'estomac, dont les membranes sont parfaitement saines, contient quelques mucosités en partie grisâtres; on obtient par l'analyse un résidu non
cristallisable, ressemblant, pour ses qualités
physiques, à celui de l'expérience précédente,
mais donnant une couleur jaune orangé par son
mélange avec l'acide nitrique.

Désirant savoir au bout de combien de temps
l'acétate de morphine introduit dans le tube in-

testinal aurait complètement disparu, nous
avons ouvert le ventre à un chien et à un chat,
puis nous avons introduit dix-huit grains de
cette substance dans une portion de l'intestin
grêle circonscrite par deux ligatures. Ces animaux ont manifesté quelques symptômes de
narcotisme joints aux signes de douleur qui ré-
sultaient de la plaie, et ils sont morts quatre
heures environ après l'opération. L'anse d'intestin, analysée, a laissé voir des traces évidentes
de morphine.

La promptitude avec laquelle ces animaux
avaient péri nous ayant fait perdre l'espoir
d'atteindre le but que nous nous étions proposé, nous n'avons pas réitéré cette expérience.

L'action de l'acétate de morphine introduit
dans le tube digestif s'étend donc à toute l'économie, comme le prouvent les expériences que
nous venons de rapporter ; elle se déclare assez
promptement ; elle a plus ou moins de violence,
suivant l'espèce, l'âge et la constitution des animaux. Parmi les symptômes qui l'annoncent,
quelques uns sont constants, d'autres survien-
nent quelquefois, il en est enfin qu'on ne rencontre que rarement. Bien que plusieurs d'entre eux aient de l'analogie avec ceux de cer-

taines affections cérébrales , cependant leur début, la manière dont ils se succèdent et se terminent, suffisent pour caractériser une maladie bien distincte, qui ne pourrait être confondue qu'avec l'empoisonnement produit par quelque autre préparation narcotique.

L'assoupissement, porté quelquefois jusqu'à la torpeur, et l'altération dans les mouvements, ont été observés dans chacune de nos expériences. Un frémissement plus ou moins fort a souvent été le premier signe par lequel se manifestait l'action de l'acétate de morphine. Ce frémissement a souvent été suivi de convulsions générales et de la paralysie des membres postérieurs : une fois développés , ces symptômes ont persisté chez quelques sujets; chez d'autres il y a eu des rémissions d'une durée variable : cependant la paraplégie a suivi une marche assez uniforme ; elle était en général d'autant plus marquée que l'empoisonnement était plus grave. Il en a été de même de l'assoupissement et de la torpeur, qui ont paru à des époques différentes, et se sont dissipés plusieurs fois pour reparaître ensuite : ils n'étaient pas toujours accompagnés de la cécité et de la perte de l'audition ; et pour ce qui regarde cette dernière fonction , nous avons remarqué, au contraire , que le moindre bruit suffisait souvent pour effrayer des animaux qui paraissaient profondément endormis.

La dilatation de la pupille est regardée par beaucoup d'auteurs comme un signe certain de narcotisme : cette opinion est trop exclusive : en effet, la pupille n'a pas offert la moindre altération dans plusieurs de nos empoisonnements, tandis que les autres symptômes présentaient beaucoup de gravité. Nous aurons, dans la seconde partie de ce mémoire, des exemples de dilatations et de resserrements successifs de la pupille, sans aucune cause extérieure et immédiate appréciable.

Dans la plupart des cas, il est sorti de la gueule une bave écumeuse plus ou moins abondante ; l'apparition de cette bave a précédé quelquefois tous les autres symptômes, rarement elle s'est fait long-temps attendre : une fois, au lieu de bave écumeuse, il s'est écoulé une matière épaisse tout-à-fait semblable à l'albumine ; sa sortie a souvent été accompagnée de mouvements de mastication : l'analyse n'a jamais pu y faire découvrir aucune trace d'acétate de morphine.

Les ouvertures de cadavres pratiquées à différentes époques après l'ingestion du poison, et dès que la mort avait lieu, n'ont fait reconnaître aucune trace d'inflammation des voies digestives ;

c'est donc à une autre cause qu'il faut attribuer les vomissements et les selles qui ont eu lieu si souvent.

Les convulsions des muscles, la dilatation et le resserrement successifs de la pupille, en un mot le spasme qui affecte toutes les parties dont la contraction et le relâchement peuvent tomber sous les sens, nous indiquent assez l'état dans lequel doivent se trouver les organes contractiles que leur position dans une cavité soustrait à nos regards. Nul doute que la paroi musculaire qui entre dans la texture du tube digestif ne soit atteinte, dans le cas dont il s'agit, de véritables convulsions, en vertu desquelles les matières alimentaires ou excrémentielles sont rejetées au dehors. Et si l'induction ne suffisait pas pour faire admettre cette explication, toute plausible qu'elle est, nous citerions à l'appui l'exemple d'un chien dans une veine jugulaire duquel nous avons injecté douze grains d'acétate de morphine, et qui, plusieurs minutes avant et après la défécation, a eu des mouvements péristaltiques de l'anus et de l'extrémité inférieure du rectum d'une manière singulièrement marquée.

D'ailleurs il est hors de doute qu'il y ait des vomissements qu'on ne peut attribuer qu'à un état nerveux particulier et tout-à-fait inexplicable : il est peu de médecins qui n'en aient vu dans le cours de leur pratique ; et un de nous a tout récemment assisté à l'ouverture du cadavre d'un malheureux qui avait péri à la suite de vomissements qui duraient depuis plusieurs années. L'estomac et le tube intestinal ne présentaient aucune trace de lésion ; il n'y avait nulle part de rougeur ni d'épaississement. On avait employé sans succès la diète, les sangsues à l'épigastre et à l'anus, les moxas sur la région de l'estomac, etc. ; les antiphlogistiques et les dérivatifs les plus puissants n'avaient jamais amené le moindre soulagement.

Il est arrivé que pendant les premières minutes qui ont suivi l'empoisonnement, les battements du cœur étaient tumultueux ; on ne pouvait les compter ; mais bientôt ils devenaient grands et lents : dans les cas graves, ils présentaient en outre des intermittences plus ou moins longues, et en même temps le corps se refroidissait. La différence qui a été observée entre la force des battements du cœur et de ceux des artères tenait-elle à l'épaississement du sang, qui, par cette raison, ne pouvait circuler que difficilement dans celles-ci ; ou bien la diminution de l'influence nerveuse aurait-elle ralenti la circulation dans les capillaires, et déterminé ainsi leur engorgement? C'est ce que nous ne pouvons décider ; seulement, la première hypothèse nous semble plus probable que l'autre : nous avons en effet rapporté un cas dans lequel le sang était très épais ; et, outre cela, si, par un accident quelconque, l'innervation est complètement détruite dans une partie, la circulation n'y cesse pas pour cela, et même on ne remarque aucun changement dans les artères où les battements sont appréciables. Nous avons encore actuellement un exemple de ce fait dans un malade atteint de fracture avec déplacement considérable du corps de la première vertèbre lombaire. Depuis un mois que l'accident qui a déterminé cette fracture a eu lieu, les extrémités inférieures sont insensibles, immobiles, et en partie recouvertes d'escarres gangréneuses ; mais on sent encore les artères aux cuisses, aux jarrets et derrière les malléoles : les battements y suivent assez régulièrement ceux des radiales et des carotides.

Lorsque la respiration a présenté quelque dérangement, elle est devenue lente et suspirieuse ; elle s'est accompagnée de plaintes et de gémissements : deux fois, cependant, des chats ont fait entendre le bruit qui leur est propre, et que l'on regarde comme un signe du bien-être qu'ils éprouvent. Cette particularité serait-elle due à un état d'ivresse analogue à celui que se procurent les Turcs en prenant de l'opium ? C'est ce qui nous semble assez probable.

L'insensibilité aux piqûres est aux incisions n'est pas un signe constant de l'ingestion de l'acétate de morphine, et nous ne savons à quoi peut être attribuée la différence que nous avons observée à ce sujet.

Enfin, pour n'omettre aucun des symptômes qui se sont manifestés dans l'empoisonnement qui nous occupe, nous rappellerons ici que les animaux sujets de nos expériences exhalaient souvent une odeur très fétide qui n'était pas celle de leurs excréments, et que nous avons observé une seule fois un mouvement fort singulier, par lequel un chat relevait brusquement la tête dès qu'elle effleurait le sol.

Quant à l'examen anatomique des cadavres, il n'a fait reconnaître aucune lésion propre à l'empoisonnement par l'acétate de morphine ; l'injection, même légère, de l'arachnoïde n'a pas été observée dans tous les cas. M. le professeur Orfila, dans un mémoire publié en 1818, a fait connaître un résultat analogue après l'ingestion de la morphine dissoute dans l'huile.

Mais si les organes ne présentent pas d'altéra-

tions caractéristiques, l'analyse chimique fait reconnaître la présence du poison dans l'estomac,
ce qui, joint aux symptômes qui ont précédé
la mort, ne laisse aucun doute sur la cause
qui l'a déterminée.

Nous ne répéterons pas ici ce que nous avons
dit plus haut du procédé à mettre en usage pour
retrouver l'acétate de morphine dans les matières
vomies ou dans le tube digestif; nous ajouterons
que, dans les cas où on ne pourrait pas l'obtenir à
l'état de cristaux, la coloration jaune orangé
rougeâtre, qui résulte de son mélange avec l'a-
cide nitrique, ne suffirait pas, parceque ce caractère ne lui appartient pas exclusivement. Deux
autres alcalis tirés du règne végétal, savoir la
strychnine et la brucine, partagent avec lui cette
propriété. Mais les symptômes propres à l'empoisonnement par la strychnine sont trop différents de ceux que produit l'acétate de morphine
pour pouvoir être confondus : dans le premier,
les fonctions du cerveau ne sont jamais trou-
blées ; dans le second, elles sont toujours dimi-
nuées ou détruites.

Pour ce qui regarde la brucine, les effets qu'elle
produit ont plusieurs points de ressemblance
avec ceux de la morphine et de la strychnine ;
mais un caractère auquel on la reconnaîtra tou-

jours, c'est qu'après avoir été traitée par l'acide
nitrique elle donne avec le proto-hydro-chlo-
rate d'étain une couleur violacée, tandis que
les deux autres donnent une couleur brunâtre.
(Pelletier.)

Comme il est très important de décolorer autant que possible les liquides dans lesquels on
cherche à découvrir la présence de l'acétate de
morphine, afin de pouvoir bien observer la
réaction de l'acide nitrique, on emploie avec
succès le charbon animal, ou mieux encore le
sous-acétate de plomb liquide, dont on verse
quelques gouttes dans la solution aqueuse de
l'extrait alcoolique obtenu de la matière où l'on
soupçonne l'acétate de morphine. Les matières
colorantes et azotées sont précipitées ensemble ;
il reste dans la liqueur surnageante, qui n'a plus
qu'une teinte très faible, les différents sels alcalins,
indécomposables par cette dissolution métalli-
que, avec l'acétate de morphine et le petit excès
de sous-acétate de plomb employé. On parvient
à séparer ce dernier par quelques bulles de gaz
hydrogène sulfuré. Afin d'éviter la coloration,
qui surviendrait indubitablement en évaporant
cette dissolution claire par la chaleur, il vaut
mieux la placer dans le vide, sous la machine
pneumatique, à côté d'un vase renfermant de

l'acide sulfurique concentré. Par ce moyen, on obtient les principes salins fixes sans être altérés par une nouvelle couleur étrangère, et il est plus facile de déterminer par l'acide nitrique la présence de l'acétate de morphine.

DEUXIÈME PARTIE.

CONSIDÉRATIONS ET EXPÉRIENCES SUR LE MODE D'ACTION DE L'ACÉTATE DE MORPHINE.

Après avoir déterminé quels sont les symptômes que produit l'ingestion de l'acétate de morphine dans le tube digestif, et indiqué les moyens à l'aide desquels on peut constater sa présence lorsqu'il est mêlé à des liquides ou à des solides, il nous reste à rechercher la cause pour laquelle il n'a pas toujours été possible de le retrouver. Les expériences pratiquées dans ce but porteront quelque jour sur la manière d'agir de ce poison, et pourront nous servir à expliquer les phénomènes auxquels il donne lieu.

Nous avons vu que, lorsqu'il est introduit en petite quantité et depuis quelque temps dans l'estomac, il finit par disparaître entièrement. Est-il passé dans les intestins? a-t-il été absorbé? ou enfin a-t-il changé de nature? Nous allons examiner successivement ces trois questions, et chercher leur degré de probabilité.

Si nous nous rappelons les analyses qui ont été faites à l'occasion des expériences rapportées dans la première partie de ce mémoire, nous voyons que l'acétate de morphine n'a pu être retrouvé dans le tube intestinal lorsqu'il avait été introduit dans l'estomac, soit que cet organe en contînt encore des traces visibles, soit qu'il n'en contînt plus. Il est donc très probable qu'il n'était pas passé dans les intestins.

Aurait-il été absorbé? Cela ne paraît pas impossible au premier abord; toutefois, examinons quels auraient pu être les organes de cette absorption. Dirons-nous que ce sont les vaisseaux lymphatiques? mais la lenteur avec laquelle la circulation se fait dans ces vaisseaux, et le long trajet que le poison aurait à parcourir avant d'arriver à l'encéphale, ne se trouveraient nullement en harmonie avec la rapidité que les symptômes de l'empoisonnement mettent à se manifester. En effet, comment concevoir qu'une substance qui produit dans l'économie animale des changements presque subits ait besoin, pour agir, de traverser les tortueux replis des vaisseaux et des ganglions lymphatiques qui se trouvent dans le mésentère, de monter, contre son propre poids, le long du canal thoracique, pour arriver enfin dans l'une des veines sous-clavières, et de là dans le torrent de la circulation, qui en porterait au cerveau, comme dans toutes les parties du corps, des molécules infiniment petites ? Cette explication nous paraît devoir être tout-à-fait rejetée.

Dirons-nous que l'acétate de morphine a été absorbé par les veines et porté par elles, en très peu de temps, jusqu'au cœur et de là à la tête ? Cette opinion, qui rendrait au foie le pouvoir de faire le sang, comme le disait plaisamment Boileau, ou qui du moins donnerait à cet organe un rôle très important dans l'hématose, mérite un examen particulier.

Pendant long-temps on a admis que toutes les matières qui servent à la nutrition traversaient le système de la veine porte, et par conséquent le foie : *Jecoris porta vena est, per quam alimentum illabitur,* disait Rufus d'Éphèse. Jusqu'à Rudbech et Bartholin, cette opinion a été généralement admise ; on ne connaissait pas alors d'autre voie par laquelle le chyle pût arriver dans les vaisseaux sanguins.

Lorsqu'on eut vu pour la première fois des vaisseaux blancs dans le mésentère, on pensa qu'ils étaient les organes au moyen desquels le chyle arrivait au foie : mais bientôt on découvrit le réservoir de Pecquet, on suivit le canal thoracique jusque dans la veine sous-clavière gauche, et on regarda ces canaux comme les moyens de transmission du chyle. Cependant plusieurs physiologistes voulurent conserver aux veines mésaraïques les usages qu'on leur avait reconnus jusqu'alors, et de part et d'autre on fit des expériences qui, bien que dirigées dans le même but et souvent pratiquées de la même manière, donnèrent des résultats opposés. Nous ne rapporterons pas ici les travaux de Lower, de Swamerdam, de Plempius, de Louis de Bils, de Diemerbroëk, de Stenon ; de G. Hunter, etc. : l'examen de leurs opinions nous entraînerait trop loin de notre sujet. Un ancien professeur à l'école vétérinaire d'Alfort, Flandrin, a obtenu le premier, en 1791, les données les plus exactes que nous ayons sur les usages de la veine porte. Il a fait la ligature du canal thoracique sur plus de dix chevaux, il les a conservés presque tous une quinzaine de jours, et, en les ouvrant, il n'a pas trouvé dans ce canal ni dans les vaisseaux lactés plus de liquide que de coutume. Il s'est assuré qu'il n'existait pas un double canal. Les animaux sujets de ces expériences conservaient tout leur embonpoint.

Une conséquence naturelle de ces observations, c'est que le canal thoracique, s'il transmet le chyle, n'est pas la seule voie par laquelle ce liquide peut arriver dans le système sanguin. Les expériences suivantes paraissent démontrer que la veine porte remplit cet office.

Douze fois, ce même vétérinaire a pris des chevaux en bon état et vigoureux, il les a ouverts, et il a constamment trouvé que le sang des intestins grêles avait une saveur parfaite (1), et que son odeur, quoique peu sensible, avait quelque chose d'herbacé ; le sang du cœcum avait un goût piquant et une odeur urineuse légère , celui des veines du colon avait ces caractères à un très haut degré ; le sang retiré de la veine splénique était d'une couleur plus vive que celui des parties précédentes ; son odeur et son goût n'offraient rien de piquant; et, sous le rapport de ces sensations , il offrait une sorte de suavité en le comparant aux précédents et même à celui de la jugulaire qui a d'abord été retiré à chaque expérience pour servir de terme de comparaison.

Ces caractères sensibles et propres au sang de chacune des parties du système chylopoiétique, au moment où on le retire des vaisseaux qui le contiennent, s'y conservent lorsqu'il est coagulé, et ce n'est que lentement qu'ils perdent de leur

---

(1) Flandrin a sans doute voulu dire *naturelle*.

intensité. Flandrin a également donné à des chevaux de l'assa fétida, et il en a distingué l'odeur dans le sang des veines de l'estomac, des intestins grêles, du cœcum, et il ne l'a pas trouvée dans le sang artériel non plus que dans la lymphe. Il a injecté dans les vaisseaux artériels et veineux des intestins différentes liqueurs qui sont sorties à la face interne du canal digestif.

Plusieurs de ces expériences ont été répétées par M. Dupuytren, et ont fourni des résultats opposés. Ce professeur a lié le canal thoracique sur plusieurs chevaux ; les uns sont morts au bout de cinq à six jours, et les autres ont conservé toutes les apparences d'une santé parfaite. Sur les animaux qui ont succombé à la ligature, il a toujours été impossible de faire passer aucune injection de la partie inférieure du canal dans la veine sous-clavière. Au contraire, dans les animaux qui ont survécu, il a toujours été facile de faire parvenir les injections de mercure ou d'autres substances de la portion abdominale du canal jusque dans la veine sous-clavière ; les matières injectées suivaient le canal jusqu'au voisinage de la ligature ; là, elles se détournaient pour s'engager dans des vaisseaux lymphatiques volumineux qui allaient s'ouvrir dans la veine sous-clavière.

M. Magendie, dont l'opinion s'accorde en cela avec celle de la plupart des physiologistes modernes, pense que le chyle est absorbé par les vaisseaux lactés ; de plus, il a fait avec certains médicaments des expériences qui sont tout-à-fait analogues à celles de Flandrin, et il en a conclu que ces substances sont prises à la surface muqueuse des voies digestives par les radicules de la veine porte. Il attribue cette absorption veineuse à l'attraction capillaire des petits vaisseaux. Il semble aussi reconnaître aux radicules sanguins et lymphatiques une faculté tout-à-fait distincte, en vertu de laquelle les premiers absorberaient les médicaments et les seconds le chyle.

Cependant, dans un mémoire qui se trouve le premier de ceux que contient son excellent journal, il cherche à réfuter ce qu'on a avancé sur le mécanisme suivant lequel s'opère l'absorption. *On a supposé, dit-il, des radicules, des orifices, des bouches absorbantes. Ces racines, ces bouches ne tombent pas sous les sens, on devait s'y attendre, mais elles ont la propriété de pomper, d'aspirer, d'absorber les substances avec lesquelles elles sont en contact : encore ne le font-elles pas sans discernement ; au contraire, elles ont une grande finesse de tact, elles choisissent avec sévé-*

rité ce qui doit être pris ou repoussé, et ce n'est qu'après avoir dûment examiné qu'elles se décident à exercer leur pouvoir absorbant.

Cette piquante ironie n'est-elle applicable qu'à ce qui a été dit avant M. Magendie ? c'est ce que nous ne prétendons pas décider; seulement, nous ferons remarquer que la différence des opinions sur ce point indique qu'il laisse encore beaucoup à désirer.

Pour en revenir au sujet de notre mémoire, dont cette discussion nous a éloignés un instant, il semble que c'est le sang de la veine porte qui devrait contenir l'acétate de morphine une fois qu'on ne le trouve plus dans l'estomac ; mais ce liquide est en trop petite quantité dans les chiens et les chats pour que nous ayons pu espérer d'y retrouver le poison, aussi nos recherches sur ce point ont-elles été infructueuses. Il eût fallu faire nos expériences sur de grands animaux, des chevaux par exemple, ce qui eût nécessité l'emploi de doses énormes d'acétate de morphine. Le prix très élevé de cette substance ne nous a pas permis de faire un semblable essai, qui ne devait être que d'une très faible utilité pour ce qui regarde la médecine légale.

D'ailleurs, l'analyse du sang de la veine porte n'eût très probablement fourni aucun résultat

avec tout le soin possible, et on n'y a trouvé aucune trace de poison. M. Barthélemy, professeur à l'école vétérinaire d'Alfort, a fait la
même expérience, et une seule fois l'analyse a
démontré la présence de quelques atomes de
morphine dans le sang d'un cheval auquel, dix
minutes auparavant, on en avait injecté trente
grains.

Un dernier moyen reste encore à l'acétate de
morphine pour sortir de l'estomac, c'est l'imbibition. Nous n'avons aucun fait pour ou contre
cette hypothèse; et nous ne croyons pas qu'elle
mérite un examen particulier, parceque, même
en l'admettant comme vraie, il faut encore en
revenir à l'absorption par les vaisseaux lymphatiques pour expliquer l'empoisonnement, ce
qui rentre dans ce que nous avons dit précédemment au sujet de cette absorption.

Enfin s'il est prouvé que l'acétate de morphine
ne soit pas porté vers les organes centraux de la
vie, s'il est seulement possible qu'il soit absorbé
par les veines, il est permis de supposer qu'il su-
bit en tout ou en partie, pendant son séjour dans
l'estomac, des changements semblables à ceux
que les autres substances végétales éprouvent
par la chymification; car il agit moins quand il
est en contact avec une membrane muqueuse

qu'avec toutes les autres parties, comme nous le verrons bientôt.

Mais, pour qu'un poison agisse, est-il nécessaire qu'il soit absorbé? concevrons-nous davantage le mécanisme de l'empoisonnement quand nous croirons que des particules d'une substance vénéneuse ont été portées vers le cerveau, le cœur, ou les poumons, dans lesquels elles ne laissent aucune trace de leur présence? Il est vrai que les substances solubles agissent souvent d'une manière très énergique, tandis que celles qui ne le sont pas n'ont la plupart du temps aucun effet sur l'économie animale; il est vrai aussi que la solubilité est un condition favorable à l'absorption; et que les substances vénéneuses introduites dans les voies de la circulation ont un effet bien plus prompt quelorsquelles sont en contact avec la membrane muqueuse de l'estomac.

Cependant tout cela ne conduit qu'à des présomptions plus ou moins vraisemblables, et n'exclut en aucune façon l'influence immédiate des poisons sur les filets nerveux qu'ils touchent. Ces filets, modifiés d'une certaine manière, peuvent très bien transmettre au cerveau un état maladif, en vertu duquel les symptômes de l'empoisonnement se manifestent; et la solubilité des substances favorisant l'imbibition, tous les nerfs environnant la partie où se trouve le poison seraient en même temps soumis à son influence délétère.

On objectera peut-être que dans l'empoisonnement par l'acétate de morphine on ne trouve dans l'estomac aucune lésion qui indique l'état maladif des nerfs; mais, dans l'hypothèse de l'absorption, trouve-t-on des traces de l'affection du cerveau? et d'ailleurs qui ne sait que, dans un très grand nombre de cas, les nerfs peuvent être le siége d'affections très graves, sans qu'après la mort on trouve aucun changement dans leur tissu? Un homme reçut à la partie supérieure et interne de l'orbite du côté droit un coup de baguette de sureau qui pénétra à la profondeur d'un pouce à peu près. Douze jours après cet accident, le tétanos se déclara; il dura quatorze jours, au bout desquels le malade succomba. On trouva à l'ouverture du cadavre un morceau de sureau, de la grosseur d'une fève de haricot, placé précisément sur la branche frontale du nerf ophthalmique, et environné de pus; il avait détruit le périoste et presque toute l'épaisseur de la paroi supérieure de l'orbite : dans l'étendue d'un demi-pouce, le nerf ne présentait absolument aucune altération sensible; tout le reste de la cinquième paire, ainsi que le cerveau, paraissaient dans toute leur intégrité. Ainsi, pendant vingt-six jours, un fragment de sureau avait été en contact avec un rameau nerveux, dont l'irritation avait causé le tétanos. La présence de ce fragment avait déterminé la formation d'un abcès, l'érosion d'une surface osseuse, et cependant elle n'avait laissé aucune trace de lésion sur le nerf !

Une expérience dans laquelle nous avons mis un nerf crural en contact avec l'acétate de morphine semblerait donner à cette dernière explication un certain degré de probabilité, ainsi qu'on le verra tout à l'heure (1).

(1) Si nous consultons les auteurs, nous voyons que plusieurs d'entre eux, dont l'opinion est d'un grand poids en médecine, regardent l'effet d'un grand nombre de médicaments comme devant être attribué à leur action sur l'estomac, et sympathiquement sur les parties plus ou moins éloignées de cet organe. C'est de cette manière que Pringle explique l'efficacité du quinquina pour arrêter le paroxisme des fièvres intermittentes. Cullen, pour appuyer cette opinion, rapporte des faits qui paraissent assez concluants, et pour ce qui regarde l'opium, il dit : Lorsqu'on ne découvre au goût ni à l'odorat aucunes parties volatiles ou actives dans les médicaments, et que leurs effets dépendent du changement qu'ils produisent dans l'état de la puissance nerveuse, l'on ne peut guère douter qu'ils agissent uniquement sur les parties sensibles et irritables de l'estomac. Je crois que c'est ce qui arrive aux préparations d'opium, et à la plupart des autres narcotiques, qui, comme l'on sait, restent en substance dans l'estomac long-temps après que leurs effets se sont manifestés dans les parties les plus éloignées du système.

Pour résumer ce que nous venons de dire sur la manière d'agir de l'acétate de morphine lorsqu'il est introduit dans l'estomac, nous voyons qu'il n'est pas absorbé par les vaisseaux blancs ; qu'il peut être absorbé par les veines en tout ou en partie; que, cependant, il pourrait bien se faire qu'il subît des changements analogues à ceux de la chymification, et que son action sur les nerfs de l'estomac fût la cause immédiate de l'empoisonnement.

Nous allons maintenant rapporter les expériences par lesquelles nous nous sommes proposé de reconnaître la manière d'agir de l'acétate de morphine mêlé au sang, ou mis en contact avec différents tissus.

PREMIÈRE EXPÉRIENCE. Nous pratiquons une incision sur la peau du dos d'un chien de taille moyenne, et nous plaçons vingt-quatre grains de cette substance non dissoute dans le tissu lamineux sous-cutané, après quoi nous réunissons les bords de la plaie. Aussitôt il se manifeste un tremblement général, des mouvements de mastication ; l'animal paraît troublé, inquiet; il vomit; de la bave non écumeuse s'écoule de sa gueule. *Cinq minutes :* faiblesse dans la station. les membres postérieurs fléchissent, le pouls est intermittent, la poitrine a des mouvements

de contraction subite comme dans le hoquet ;
hébétude. *Dix minutes :* assoupissement qui devient de plus en plus profond, et dure cinq à six
heures, pendant lesquelles le pouls est intermittent ; la température du corps diminue, et les
membres sont agités de quelques mouvements
spasmodiques. Ensuite le rétablissement ne se
fait qu'avec lenteur ; les membres postérieurs restent faibles ; la face a un air hébété, et il n'y a
pas d'appétit. Ces symptômes persistent pendant trois jours.

DEUXIÈME EXPÉRIENCE. Nous pratiquons la même
opération sur le dos d'un gros chien dogue , et
nous introduisons dans la plaie une même quantité d'acétate de morphine. Des symptômes analogues se manifestent, et nous observons de plus
une dilatation légère de la pupille et plusieurs
évacuations alvines. La sensibilité persiste pendant tout le temps de l'expérience.

M. Orfila, dans un mémoire cité plus haut,
avait déja fait connaître plusieurs faits de ce
genre.

TROISIÈME EXPÉRIENCE. Nous injectons dans la
cavité abdominale d'un petit chien huit grains
d'acétate de morphine dissous : aussitôt l'animal
pousse des cris plaintifs, la pupille se dilate, le
pouls devient grand, les membres postérieurs

fléchissent ; il y a excrétion d'urine et de matières fécales. *Trois minutes :* assoupissement profond, le pouls devient très lent. *Vingt-cinq minutes :* il n'y a plus que de la somnolence ; le train de derrière est agité de tremblements. *Trois heures :* accès qui dure trois minutes, pendant lesquelles l'animal a des convulsions violentes de tout le corps ; les yeux sont renversés, il y a de l'écume à la bouche. Les symptômes cessent peu à peu, et sont suivis de plaintes et d'affaissement, après quoi l'état est le même qu'auparavant. Cet accès se renouvelle encore quatre fois pendant la journée suivante, puis le rétablissement se fait peu à peu.

Nous ignorons si le chien qui fait le sujet de cette expérience était sujet à l'épilepsie, maladie que l'on rencontre assez fréquemment chez les animaux de son espèce, ce qui ne nous permet pas de savoir si l'acétate de morphine la lui a donnée ; mais au moins l'injection de ce poison paraît-elle avoir déterminé l'apparition des accès qui sont survenus. Cette induction acquerra un certain degré de certitude par les résultats de l'expérience suivante.

QUATRIÈME EXPÉRIENCE. Nous injectons, à l'aide d'un troquart, dans la poitrine d'un chien de moyenne taille quatre grains d'acétate de morphine dissous dans l'eau. A peine l'opération est-elle pratiquée, qu'une écume abondante sort de la gueule; les membres postérieurs s'affaiblissent; les battements du cœur deviennent lents, et l'animal ne tarde pas à tomber dans l'assoupissement. Cependant, pour peu qu'on fasse de bruit, il paraît s'éveiller; il voit bien; il est sensible aux piqûres. *Une heure :* les membres postérieurs sont tout-à-fait privés de mouvement. *Deux heures :* il survient des soubresauts dans les membres, puis des attaques tout-à-fait semblables à celles de l'expérience précédente. Ces attaques se renouvellent encore les deux jours suivants; entre les paroxismes, les symptômes de l'empoisonnement continuent; puis la guérison se fait peu à peu.

CINQUIÈME EXPÉRIENCE. Nous injectons dans la poitrine d'un chien âgé de quatre mois quatorze grains d'acétate de morphine. Aussitôt l'animal pousse des cris violents, son poil se hérisse; les battements du cœur sont tumultueux, la pupille est contractée; il tombe sur le ventre : la tête est tout-à-fait sans mouvement; les membres antérieurs sont agités de quelques convulsions; la respiration est haletante. La mort survient au bout de dix minutes.

Examen du cadavre. Le côté de la poitrine

dans lequel l'acétate de morphine a été injecté
contient un liquide rougeâtre de la couleur du
sang, fluide comme de l'eau, et du volume de
deux onces de ce liquide. Soumise à l'action de
la chaleur, cette liqueur se coagule comme du
sang très étendu d'eau, et devient alors limpide
et sans couleur. Évaporée après la filtration, elle
a donné un extrait qui, pris par l'alcool, a fourni
une quantité notable d'acétate de morphine, qui
a été évaluée à un grain environ.

Les plèvres n'étaient pas plus injectées que de
coutume, et nous n'avons trouvé d'altération visi-
ble dans aucune cavité.

On voit par ces résultats que l'acétate de morphine introduit dans le tissu cellulaire produit
des symptômes plus graves que ceux qui résultent de son ingestion, et que cette gravité augmente encore s'il est injecté dans les cavités abdominale et thoracique.

Un phénomène bien digne de remarque, c'est
l'apparition d'accès, que nous sommes très portés
à croire de nature épileptique, qui se sont manifestés deux fois sur des chiens pendant qu'ils
étaient dans le narcotisme.

SIXIÈME EXPÉRIENCE. Nous injectons dans la
veine crurale d'un gros chien douze grains d'a-
cétate de morphine : à l'instant il survient des

contractions générales, des excrétions réitérées d'urine et de matières fécales ; une bave abondante s'écoule de la gueule, les pupilles se contractent, le pouls est fréquent. *Trois minutes :* l'animal paraît accablé ; toute la face est agitée de mouvements convulsifs, ainsi que les membres antérieurs. La circulation et les battements du cœur se ralentissent ; ces derniers sont un peu inégaux ; le train de derrière est faible. *Vingt minutes :* défécation avant et après laquelle l'anus et la partie inférieure du rectum éprouvent des mouvements d'élévation et d'abaissement très marqués et qui durent plusieurs minutes. *Quarante minutes :* plusieurs évacuations alvines. Pendant six jours, il y a alternativement de la somnolence et de l'agitation ; la pupille reste un peu contractée ; le pouls est tantôt grand, tantôt petit, souvent intermittent ; l'animal ne veut ni boire ni manger ; il ne se plaint pas ; tout son corps éprouve un frémissement particulier, qui est plus marqué cependant aux membres postérieurs. Enfin, le rétablissement se fait peu à peu.

SEPTIÈME EXPÉRIENCE. Nous injectons trente-six grains d'acétate de morphine dans la veine crurale d'un très gros chien, une heure après lui avoir fait manger de la viande crue. Pendant l'opération, cet animal est dans un état de fureur épouvantable, mais *deux minutes* après il est faible, s'assoupit ; les battements du cœur sont grands, lents, et un peu irréguliers ; la respiration est lente, il y a des soubresauts dans le membre thoracique gauche, puis le train de derrière est tout-à-fait paralysé. *Quarante-cinq minutes :* respiration suspirieuse ; la vue et l'ouïe ne sont pas altérées ; cependant l'animal reste toujours dans un grand état d'accablement et de somnolence. *Trois heures :* le pouls est très lent ; froid général. *Douze heures :* tremblement dans le train de derrière ; pupille un peu contractée ; battements du cœur lents, secs, intermittents ; la somnolence continue. *Vingt-quatre heures :* l'état est le même ; la température est toujours basse.

Nous ouvrons l'artère crurale, et nous recueillons le sang afin de le soumettre à l'analyse. Les caractères physiques de ce liquide sont les mêmes que dans tout autre cas ; les réactifs n'y font reconnaître aucune trace d'acétate de morphine.

Tous les organes sont dans l'état sain. La viande que contenait l'estomac est rougeâtre, molle, d'une odeur légèrement acide ; la quantité est à peu près celle qui a été mangée. Elle n'avait pas été digérée, bien qu'elle ait séjourné dans l'estomac plus de vingt-quatre heures, ce qui était dû, sans doute, à l'inertie du système nerveux.

L'acétate de morphine n'ayant pas été retrouvé dans le sang, il était intéressant de savoir si, hors des vaisseaux, le mélange de ces deux substances n'en altérait pas l'une ou l'autre. En conséquence, M. Lassaigne a mis dans huit onces de sérum de sang parfaitement limpide une dissolution de deux grains d'acétate de morphine : le liquide a été abandonné à lui-même dans un vase conique pendant douze heures. Au bout de ce temps, il s'était formé un précipité floconneux assez abondant qui a été soumis à l'examen chimique. Il était presque entièrement soluble dans les acides faibles, à l'exception d'une petite quantité de flocons albumineux ; les alcalis le précipitaient de ces dissolutions en flocons blancs : traité par l'acide nitrique, il s'est dissous en colorant d'abord la liqueur en jaune, qui a subitement augmenté d'intensité jusqu'au rouge orangé. Ces caractères prouvent que le précipité était, pour la plus grande partie, de la morphine. Le liquide séreux qui surnageait ce précipité, évaporé jusqu'à siccité, puis repris par l'alcool, a donné encore par ce procédé une quantité assez notable de morphine, pour qu'après l'avoir combinée de nouveau avec l'acide acétique, on obtînt quelques cristaux bien prononcés d'acétate de cette base.

On voit par ce résultat que l'acétate de morphine, mélangé au sang, est aussitôt décomposé par la soude contenue dans cette liqueur; que l'acide acétique qui lui est combiné, après s'être porté sur l'alcali minéral, par une plus grande affinité, rend libre la morphine, qui se divise en deux parties, dont l'une se précipite, tandis que l'autre reste en solution avec les autres principes du sang solubles dans l'eau.

Puisque l'acétate de morphine est en partie décomposé par le sang, la morphine seule, lorsqu'elle est introduite dans les veines, doit avoir des effets analogues à ceux de ce sel. Pour nous assurer de la justesse de cette induction, nous avons tenté l'expérience suivante.

HUITIÈME EXPÉRIENCE. Nous introduisons dans la veine jugulaire d'un gros chien caniche quinze grains de morphine en suspension dans une once d'eau. *Deux minutes :* assoupissement, bave écumeuse, respiration lente, pénible, râle muqueux, battements du cœur grands et fréquents. *Trente minutes :* paraplégie, pouls lent, pupille contractée ; l'assoupissement persiste. *Quatre heures :*

même état ; le pouls est intermittent. *Douze heures :* l'animal est moins accablé , les membres postérieurs reprennent un peu de force. *Trente-six heures :* guérison.

Si nous tenons compte de la dose du poison injecté dans ces deux derniers cas , nous voyons que les symptômes qui se sont manifestés ont entre eux la plus grande analogie.

Nous allons maintenant examiner les effets de l'acétate de morphine appliqué sur différentes parties du système nerveux.

NEUVIÈME EXPÉRIENCE. Nous isolons le nerf crural d'un gros chien dans l'étendue de trois pouces environ ; nous coupons la partie inférieure de cette portion , que nous introduisons dans un petit tube en gomme élastique contenant une dissolution de quatre grains d'acétate de morphine. Presque aussitôt la pupille se dilate et se contracte successivement et avec beaucoup de vitesse ; il y a de l'écume à la gueule ; les battements du cœur deviennent grands, et de temps en temps ils se font un peu attendre. *Quatre minutes :* tremblement dans tous les membres, qui augmente de plus en plus , respiration suspirieuse , pouls intermittent , faiblesse des membres postérieurs. *Quinze minutes :* assoupissement , dilatation de la pupille. Ces symptômes durent jusqu'au lendemain, après quoi ils disparaissent peu à peu.

DIXIÈME EXPÉRIENCE. Nous ouvrons le canal rachidien, vers le milieu de sa longueur et dans l'étendue de trois pouces, sur un chien adulte et d'une taille élevée; nous incisons les méninges, et nous appliquons immédiatement sur la moelle épinière six grains d'acétate de morphine; l'animal tombe tout-à-coup sur le train de derrière; il s'assoupit, la respiration est gênée, le pouls lent, la pupille dans l'état naturel. *Dix minutes:* les yeux sont renversés, la respiration devient de plus en plus difficile. Tous ces symptômes s'aggravent; il survient des tremblements dans différentes parties du corps; la température diminue beaucoup, et la mort a lieu au bout de six heures.

L'ouverture du cadavre ne nous présente aucune trace de lésion; la partie de la moelle sur laquelle nous avions appliqué l'acétate de morphine n'offre rien de particulier.

ONZIÈME EXPÉRIENCE. Nous enlevons la bosse pariétale droite à un jeune chien; et après avoir incisé la portion de la dure-mère mise à nu, nous appliquons sur le cerveau douze grains d'acétate de morphine en substance. Aussitôt la pupille du côté opposé se dilate; l'animal paraît s'affaiblir ; il se laisse tomber sur le train de derrière, puis il se roule sur le dos ; sa respiration devient lente et sonore comme dans le râle muqueux ; le pouls est grand, sec, sans fréquence. *Cinq minutes :* les pupilles se dilatent et se contractent successivement avec beaucoup de vitesse. *Dix minutes :* somnolence, pouls lent, irrégulier et inégal, larmoiement. *Treize minutes :* mouvements convulsifs du membre thoracique gauche ; l'animal se lève, s'agite, crie et porte la pate sur la plaie ; il s'écoule de la bave. Nous piquons légèrement la partie du cerveau mise à découvert, et l'animal se contracte subitement en poussant des cris aigus : nous réitérons dix fois les piqûres, et dix fois les mêmes phénomènes se manifestent. *Quinze minutes :* les paupières, les yeux, les pupilles sont agités de mouvements continuels, ainsi que le membre thoracique gauche ; la bave coule toujours : elle est semblable à du blanc d'œuf ; la sensibilité, la vue et l'ouïe persistent. *Vingt minutes :* tous les membres sont agités de mouvements irréguliers. *Vingt-cinq minutes :* attaque épileptiforme, suivie d'une rémission de peu de durée, après laquelle des convulsions violentes, précipitées et générales se continuent pendant cinq à six heures ; enfin la mort arrive au bout de dix heures, l'a nimal n'éprouvant plus que des mouvements convulsifs très faibles. La température du corps avait d'abord augmenté ; mais elle était fort au-dessous de son type naturel deux heures avant la mort : les battements du cœur étaient grands, lents, irréguliers, et la respiration suspirieuse. A l'ouverture du cadavre, nous avons trouvé environ un gros de sang liquide épanché sur la convexité des lobes antérieurs du cerveau. Cet organe et les membranes qui le recouvrent n'offraient pas de traces d'inflammation. Nous n'avons trouvé de lésion dans aucune autre partie.

L'exquise sensibilité dont le cerveau a paru jouir dans cette expérience était-elle le résultat de l'application de l'acétate de morphine? C'est ce que nous sommes portés à croire, car tous les expérimentateurs s'accordent à dire que le cerveau est tout-à-fait insensible, et nous avons nous-mêmes constaté l'exactitude de cette opinion un très grand nombre de fois.

DOUZIÈME EXPÉRIENCE. Nous enlevons la bosse pariétale gauche à un petit chien anglais, nous incisons la dure-mère, et nous plaçons au dessous d'elle trois grains d'acétate de morphine ; à l'instant l'animal tombe assoupi, puis il se lève, marche comme s'il était ivre, en se portant alternativement à droite et à gauche, le train de derrière s'affaiblit, les pupilles se dilatent, le pouls est grand, sans fréquence. *Quinze minutes :* toutes les parties extérieures du corps sont prises de violentes convulsions pendant plus de deux minutes, le côté droit paraît cependant plus affecté que l'autre; ensuite les membres antérieurs se roidissent fortement, tandis que l'agitation des membres postérieurs continue; puis les convulsions générales reparaissent, et cette fois elles sont plus fortes à gauche. *Trente minutes :* les convulsions et la roideur se succèdent tour à tour, mais elles perdent progressivement de leur intensité; la respiration est difficile; la température baisse, et la mort arrive deux heures environ après l'opération. Nous ouvrons le crâne, et nous trouvons une once de sang liquide entre l'arachnoïde et la dure-mère; le cerveau et le cervelet paraissent dans l'état naturel, ainsi que les autres organes.

TREIZIÈME EXPÉRIENCE. Nous pratiquons un trou sur le pariétal gauche d'un gros chien caniche, et nous injectons, jusque dans le ventricule latéral (comme l'a prouvé l'examen cadavérique) une dissolution de cinq grains d'acétate de morphine. L'animal, qui avait été dans une agitation extrême pendant le temps de l'opération, tombe tout-à-coup dans le plus profond assoupissement, la respiration devient profonde , les battements du cœur très grands , la pupille se dilate , la sensibilité devient presque nulle. *Dix minutes :* la respiration est laborieuse , l'animal paraît être dans une angoisse extrême , il reste toujours couché et comme privé de tout sentiment. *Douze minutes:* il survient une attaque tout-à-fait semblable à un accès épileptique, si ce n'est qu'il n'y a pas d'écume à la gueule; les contractions sont très fortes , surtout en arrière et à droite. La durée de cette attaque est de deux minutes, après lesquelles l'animal paraît encore plus accablé qu'auparavant; sa pupille est excessivement dilatée; le membre pelvien droit se porte à différentes reprises sur la plaie. *Quinze minutes:* mouvements convulsifs légers dans différentes parties du corps, battements du cœur très faibles , froid général , la respiration devient de plus en plus difficile et sifflante , l'animal paraît rassembler toutes ses forces pour dilater sa poitrine, les muscles de l'abdomen sont fortement contractés, et l'animal périt environ deux heures après l'administration de l'acétate. Nous trouvons un peu de sang épanché dans le ventricule gauche , les vaisseaux du cerveau sont engorgés.

QUATORZIÈME EXPÉRIENCE. Nous faisons une ouverture, comme dans le cas précédent, sur le pariétal droit d'un gros chien de basse-cour , qui souffre cette opération presque sans se plaindre, et nous injectons jusque dans le ventricule latéral une dissolution de six grains d'acétate de morphine ; aussitôt l'animal devient comme furieux pendant près d'une minute, puis il tombe assoupi, la pupille se dilate , le pouls est grand, la respiration suspirieuse. *Six minutes :* évacuation alvine, la respiration devient de plus en plus lente, les inspirations sont très longues, la poitrine paraît ne se dilater qu'avec une peine extrême, les membres postérieurs sont fléchis et portés vers le ventre, dont les parois sont fortement contractées , la gueule reste largement ouverte. *Dix minutes :* convulsions violentes, surtout dans le train de derrière, pendant trois à quatre minutes, puis les battements du cœur semblent n'être plus qu'un frémissement ; ceux des artères sont très faibles ; l'angoisse de la respiration augmente encore ; l'animal voit et entend, il conserve de la sensiblité. La mort arrive au bout de trente-cinq minutes.

Il n'y a de sang épanché nulle part ; l'arachnoïde présente quelques petites taches rouges , et un peu d'injection en arrière de la plaie. Nous suivons facilement jusqu'au ventricule le trajet parcouru par la canule de la seringue.

Nous avons réitéré plusieurs fois les mêmes expériences, mais comme elles ont constamment fourni des résultats analogues, nous ne croyons pas devoir les rapporter.

Nous ne nous arrêterons pas sur chacun des symptômes qui se sont manifestés à la suite de l'application de l'acétate de morphine sur les nerfs, la moelle épinière et le cerveau ; nous ferons seulement remarquer qu'ils ont la plus grande analogie avec ceux qui résultent de l'ingestion de ce poison, bien qu'ils soient plus intenses, et qu'ils ne dépendent pas de l'afflux du sang vers l'encéphale.

Les expériences de M. Flourens sembleraient contredire ce dernier résultat : en effet, cet habile expérimentateur rapporte qu'il a vu l'injection du crâne coïncider avec l'invasion des symptômes de narcotisme chez des oiseauxa uxquels il avait administré l'extrait aqueux d'opium ; et de l'injection du crâne, il concluait celle du cerveau. Un des commissaires chargés de l'examen du Mémoire dans lequel cette opinion est consignée s'est convaincu que la coloration était bornée à la paroi osseuse, et qu'on ne la re-retrouvait pas sur le cerveau, au moins d'une manière bien marquée.

Mais quand elle existerait, elle ne pourrait

être considérée que comme un phénomène accessoire, et non comme la cause des symptômes de l'empoisonnement; en effet, ces symptômes ne sont pas ceux que l'on observe dans les congestions cérébrales.

Afin de rendre nos expériences aussi complètes que possible, nous avons cru devoir mettre aussi l'acétate de morphine en contact immédiat avec le cervelet; nous avons, pour cela, essayé plusieurs fois de mettre cet organe à découvert sur des chiens adultes, mais nos tentatives ont été infructueuses : le délabrement que nous étions obligés de faire avant d'arriver au cervelet, et l'hémorrhagie qui en était la suite, faisaient quelquefois périr nos animaux avant que nous ne fussions parvenus à enlever une portion du crâne. Nous avons donc été obligés de prendre des animaux très jeunes, et comme nous n'avions d'abord ni chiens ni chats, nous nous sommes servis de lapins.

QUINZIÈME EXPÉRIENCE. Nous découvrons le côté droit du cervelet d'un lapin âgé de quinze jours et vigoureux; il perd un peu de sang pendant l'opération et s'affaiblit : nous mettons dans la plaie un grain et demi d'acétate de morphine, et il s'affaiblit d'avantage, tombe sur le ventre, porte la tête en arrière, et a les membres agités de convulsions. *Deux minutes :* la tête tombe, les yeux se ferment, la respiration et la circulation se ralentissent : mort au bout de cinq minutes. Nous ouvrons le crâne, et nous trouvons la moitié de l'acétate de morphine employé qui n'était pas encore dissous, et du reste aucune lésion notable.

Nous n'avons eu dans ce cas ni dilatation de la pupille, ni paraplégie, et la respiration n'était pas altérée de la même manière que dans les cas précédents.

SEIZIÈME EXPÉRIENCE. Nous pratiquons la même opération sur un lapin, également âgé de quinze jours ; mais il perd très peu de sang et ne s'affaiblit pas sensiblement. Une minute s'est à peine écoulée après que nous avons mis un grain et demi d'acétate de morphine sur le cervelet, que l'animal tombe sur le ventre et porte la tête en arrière. *Deux minutes :* roideur du membre thoracique gauche, puis convulsions générales revenant à des intervalles très rapprochés. *Dix minutes :* la température du corps diminue, la circulation et la respiration se font très lentement, l'animal se traîne péniblement sur le ventre, il conserve toute sa sensibilité, sa pupille n'est pas dilatée; il voit et entend un peu. *Une heure :* la force revient ; si on met l'animal

sur le dos, il se retourne avec beaucoup d'activité, et il paraît rétabli au bout d'une heure et
demie. Alors nous mettons deux grains d'acétate
de morphine dans la plaie : aussitôt les phénomènes analogues aux premiers se manifestent; ils
sont plus intenses, et précèdent la mort, qui arrive
un quart d'heure après la seconde application
de poison. L'ouverture du cadavre ne nous présente rien de particulier.

Cette expérience a les plus grands rapports
avec celle qui la précède. Elle n'en diffère que
dans la durée des symptômes, ce qui est dû
évidemment à l'hémorrhagie, qui a contribué à
hâter la mort du premier lapin.

DIX-SEPTIÈME EXPÉRIENCE. Nous découvrons le
côté droit du cervelet sur un jeune chat, et nous
mettons dans la plaie un grain d'acétate de morphine : l'animal perd très peu de sang pendant
l'opération, et dès qu'elle est pratiquée, il est
un peu agité, puis il s'affaiblit et ne peut plus
que se traîner sur le ventre. La vie s'éteint progressivement et d'une manière égale dans tous
les organes. La sensibilité et la mobilité persistent jusqu'à la fin : nous mettons à différentes
reprises plusieurs gouttes de liquides dans le
gueule, et la déglutition se fait bien ; la respiration est faible, lente, ventrale ; les membranes

se décolorent ; l'animal se refroidit, et meurt trois
heures après l'application du poison.

Nous ne faisons pas mention de l'état de la
circulation , parcequ'elle est trop faible à l'âge
qu'avait notre chat pour qu'on puisse en apprécier
les changements ; mais la décoloration des membranes ordinairement rosées et le refroidissement
nous indiquent assez combien cette fonction devait être ralentie. Nous ne parlons pas non plus
du degré de dilatation de la pupille, parceque
les yeux de notre animal n'étaient pas encore
ouverts.

Nous n'avons trouvé d'altération dans le cervelet ni dans les autres organes.

DIX-HUITIÈME EXPÉRIENCE. Nous pratiquons une
opération semblable à la précédente sur un chat
né seulement depuis deux jours ; des symptômes
tout-à-fait analogues se manifestent, la sensibilité et la mobilité persistent dans toutes les
parties ; l'animal s'aperçoit d'un léger souffle
qu'on dirige sur lui, il remue les membres postérieurs et la queue aussi facilement que les
membres antérieurs. Il est depuis une heure dans
cet état, lorsque nous lui mettons dans la gueule
un grain d'acétate de morphine dissous dans
l'eau, la déglutition s'en fait bien, mais presque
aussitôt tout le train de derrière se paralyse, ainsi

que la queue, il survient quelques tremblements dans les membres antérieurs, et l'animal périt quatre heures après l'application du poison sur le cervelet.

On voit dans ce cas les symptômes de l'ingestion de l'acétate de morphine se combiner à ceux qui résultent de l'application de cette substance sur le cervelet, et on peut ainsi facilement apprécier leurs différences.

Nous avons enfin tenté deux expériences comparatives sur le cerveau de jeunes chats ; nous avons appliqué, sur cet organe mis à nu deux grains d'acétate de morphine en substance : la paraplégie et la torpeur ont été presque subites, la respiration est devenue très grande, pénible, les animaux se sont refroidis, et sont morts environ deux heures après l'opération.

Nous voyons, par ces résultats, que l'acétate de morphine appliqué sur le cervelet produit un effet différent de celui qui résulte du contact de ce poison avec le cerveau, la moelle épinière, les nerfs, les membranes et le tissu cellulaire, ou de son injection dans les vaisseaux sanguins.

CONCLUSIONS.

§ Ier. L'acétate de morphine est un poison soluble dans l'eau, les acides, l'alcool, l'huile, etc. Sa saveur est d'une amertume supportable. Les symptômes qui résultent de son introduction dans l'estomac sont : les tremblements, les convulsions, la paralysie ou au moins une grande faiblesse des membres pelviens, l'assoupissement, que le moindre bruit suffit souvent pour interrompre, la grandeur, la rareté et l'intermittence dans les battements du cœur, quelquefois leur fréquence, surtout au début, le resserrement et l'intermittence du pouls, la lenteur de la respiration coïncidant avec l'abaissement de la température, la dilatation et quelquefois le resserrement de la pupille, les vomissements et les selles spontanées, la salivation plus ou moins abondante, une longue agonie, et enfin la mort.

On ne trouve ni dans l'estomac ni dans les intestins de lésion caractéristique.

L'injection du cerveau et celle du crâne, que M. Flourens regarde comme un phénomène constant, est loin d'avoir toujours été appréciable dans nos expériences, et cette dernière ne pourrait jamais l'être dans l'homme, surtout s'il était parvenu à l'âge de la puberté, parcequ'à cette époque les os sont trop denses pour se laisser colorer facilement. Le sang reste ordinairement liquide dans les gros vaisseaux.

On peut retrouver le poison dans les matières du vomissement ou dans celles que contient encore l'estomac après la mort, par les moyens que nous avons indiqués dans la première partie de ce mémoire, et dont l'application à la médecine légale est due à notre estimable collaborateur, M. Lassaigne.

Enfin, il est des cas où l'acétate de morphine peut disparaître complètement des voies digestives.

§ II. Nous ne pensons pas que l'acétate de morphine soit absorbé : la promptitude avec laquelle son action se manifeste ne permet pas de croire qu'il ait besoin de traverser les vaisseaux chylifères pour être porté dans le torrent de la circulation : son passage dans la veine-porte ne serait cependant pas impossible; mais aucune expérience n'a pu le démontrer dans le sang après son ingestion.

Une seule fois on en a découvert des traces après qu'on en avait injecté dans les veines ; ce qui ne laisse pas espérer qu'on pourrait le retrouver dans le sang de ceux qui auraient péri empoisonnés par cette substance.

Plusieurs fois l'urine a été analysée sans succès.

L'action immédiate de l'acétate de morphine sur le système nerveux nous semble plus rationnelle que son absorption : les expériences dans lesquelles nous l'avons appliqué sur différentes parties de ce système donnent à cette théorie un certain degré de probabilité.

Le résultat de l'application de l'acétate de morphine sur le cervelet et sur le cerveau diffère beaucoup : l'analogie de ce dernier avec les symptômes qui suivent l'ingestion de ce poison prouve qu'ils dépendent de l'altération de cet organe. Cette altération a quelque chose de spécifique : elle ne consiste pas dans une congestion; car, bien que l'injection des capillaires sanguins ait été observée quelquefois elle, ne pourrait être considérée que comme un phénomène concomitant.

La différence que l'on observe dans l'intensité

des symptômes de l'empoisonnement, suivant l'espèce des animaux, tient-elle à la plus ou moins grande activité des forces digestives, ou au degré de développement du système nerveux? C'est ce que nous ne saurions décider.

FIN.

TABLE.

TABLE.

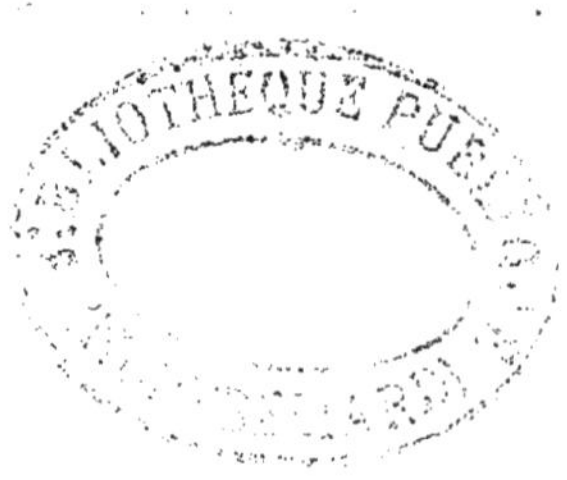

semaines,
deux plan-
respondant,
c les mêmes
'c cas néan-
e ne serait
ir qu'elle
re dans
cation

visés :
uinze

t dé-

x li-

ance ;

aque
utres

vélin
utre

OUVRAGES NOUVEAUX ET DE FONDS

CHEZ LE MÊME LIBRAIRE.

Cours théorique et pratique d'accouchements, par J. Capuron ; troisième édition, *Paris*, 1823, 1 vol. in-8° br. 9 fr.

De la moelle épinière et de ses maladies, ouvrage couronné par la société royale de médecine de Marseille, dans sa séance publique du 23 octobre 1823 ; par C. P. Ollivier, d'Angers ; *Paris*, 1824, 1 vol. in-8°, fig., br. 6 fr.

De la vie, par *Lorot* ; avec cette épigraphe : *Nosce teipsum*. 1 vol. in-8°, br. 3 fr. 50 c.

Dictionnaire des termes de médecine, chirurgie, art vétérinaire, pharmacie, histoire naturelle, botanique, physique, chimie, etc. ; par MM. *Bégin, Boisseau, Jourdan, Montgarny, Richard*, docteurs en médecine, *Sanson*, docteur en chirurgie, et *Dupuy*, professeur à l'école vétérinaire d'Alfort ; *Paris*, 1823 ; in-8°, br. 8 fr.

Éléments de chimie pratique, appliquée aux arts et aux manufactures, par James Millar ; traduits de l'anglais par Conlier ; *Paris*, 1823, in-8°, fig., br. 7 fr. 50 c.

Éléments de physiologie, par le professeur Martini ; traduits du latin par F. S. Ratier, docteur en médecine, avec des additions communiquées par l'auteur et des notes du traducteur ; *Paris*, 1824, in-8°. (*Sous presse.*)

Essai sur les cloaques ou les égouts de la ville le Paris, envisagés sous le rapport de l'hygiène publique et de la topographie médicale de cette ville, par *A. J. B. B. Parent-Duchâtelet*, D. M. P. ; *Paris*, 1824, in-8°, br. 3 fr. 50 c.

Manuel des opérations chirurgicales, contenant les nouveaux procédés opératoires de M. Lisfranc, et suivi de deux tableaux synoptiques des accouchements naturels et artificiels, par *J. Coster* ; *Paris*, 1823, in-18, br. 4 fr. 50 c.

Recherches expérimentales sur les propriétés et les fonctions du système nerveux dans les animaux vertébrés, par *P. Flourens* ; *Paris*, 1824, in-8°, br. 6 fr.

Système dentaire des oiseaux, considéré dans ses rapports avec le système dentaire de l'homme et des animaux mammifères, par M. le chevalier *Geoffroy-Saint-Hilaire* ; *Paris*, 1824, in-8°, fig., br. 3 fr.

Traité des maladies de la vessie et de l'urètre, considérées particulièrement chez les vieillards, par *Sœmmering*, traduit de l'allemand sur la seconde édition, avec des notes par *H. Hollard* ; *Paris*, 1824, 1 vol. in-8°, br. 3 fr. 50 c.

DE L'IMPRIMERIE DE LACHEVARDIÈRE FILS, SUCCESSEUR DE CELLOT.